BEI GRIN MACHT SICH IHR WISSEN BEZAHLT

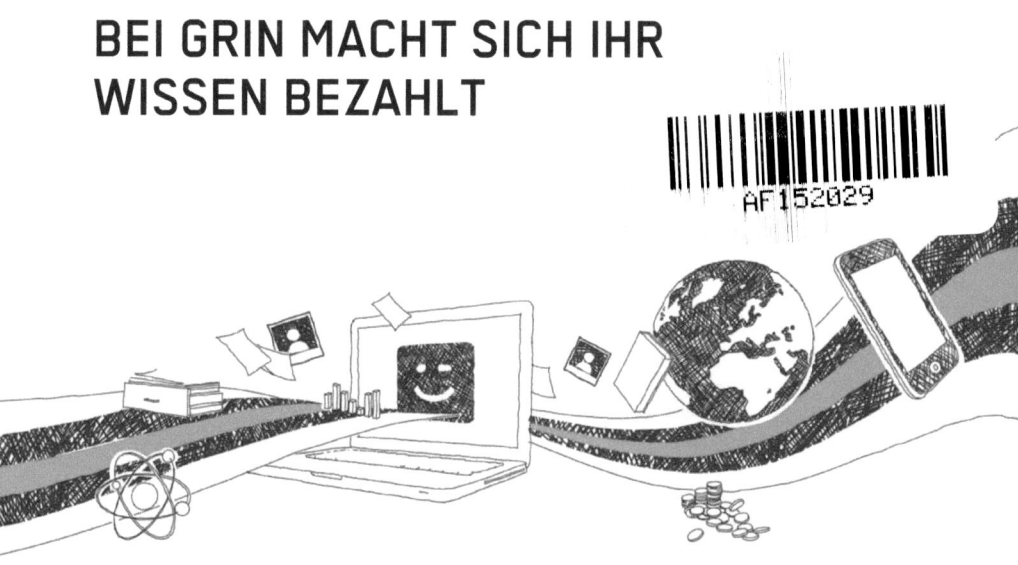

AF152029

- Wir veröffentlichen Ihre Hausarbeit, Bachelor- und Masterarbeit

- Ihr eigenes eBook und Buch - weltweit in allen wichtigen Shops

- Verdienen Sie an jedem Verkauf

Jetzt bei www.GRIN.com hochladen und kostenlos publizieren

GRIN

Lukas Kretschmer

Physiotherapeutische Maßnahmen bei demenzkranken Menschen

Eine Literaturrecherche

GRIN Verlag

Bibliografische Information der Deutschen Nationalbibliothek:

Die Deutsche Bibliothek verzeichnet diese Publikation in der Deutschen National-
bibliografie; detaillierte bibliografische Daten sind im Internet über http://dnb.d-
nb.de/ abrufbar.

Impressum:

Copyright © 2013 GRIN Verlag GmbH
Druck und Bindung: Books on Demand GmbH, Norderstedt Germany
ISBN: 978-3-656-90279-9

Dieses Buch bei GRIN:

http://www.grin.com/de/e-book/292977/physiotherapeutische-massnahmen-bei-
demenzkranken-menschen

Bachelorarbeit

zur Erlangung des Grades „Bachelor of Science"

im berufsbegleitenden Bachelorstudiengang „Physiotherapie"

Physiotherapeutische Maßnahmen

bei demenzkranken Menschen

- eine Literaturrecherche

Physiotherapeutic Actions

for Persons with Dementia

- a literature research

vorgelegt von: Lukas Kretschmer

Dresden, 22. November 2013

Zusammenfassung

Im Rahmen einer Literaturrecherche wurden Veröffentlichungen gesucht zu Arbeiten über die Wirksamkeit physiotherapeutischer Maßnahmen bei Personen, die an Demenz leiden.

Es konnte keine Veröffentlichung gefunden werden, welche einen wirksamen, nachhaltigen Effekt auf physiotherapeutische Interventionen beschreibt. Ungeachtet dieser Sachlage kommt es trotzdem immer noch, besonders in Akutkrankenhäusern, zu gewohnheitsmäßig veranlassten Verordnungen von physiotherapeutischen Maßnahmen für solche Patienten.

Besonderes Augenmerk sollte aber in diesem Zusammenhang auf die angrenzende Sturzprophylaxe gelegt werden, was jedoch nicht Inhalt der vorliegenden Arbeit ist. Bei strikter Abgrenzung zu anderen Fachbereichen, wie Ergotherapie, Logopädie und Psychiatrie, findet sich zu meinem Thema auffallend wenig verwertbares Material in Büchern, Zeitschriftenartikeln und dergleichen. Dieser Sachstand überrascht insbesondere im Hinblick auf die zunehmende Bedeutung, den das Krankheitsbild „Demenz" erlangt, vor allem unter dem Aspekt der künftigen Bevölkerungsentwicklung.

Da die Veröffentlichungen zu medikamentösen Therapieansätzen nicht mit berücksichtigt wurden, ist es durchaus denkbar, dass auf diesem Arbeitsfeld konkrete Ansätze für eine erfolgsversprechende Behandlung dieses Leidens zu finden sind.

Inhaltsverzeichnis

1 Abkürzungsverzeichnis

Abb.	Abbildung
ADL	Aktivitäten des täglichen Lebens
bzw.	beziehungsweise
DEGAM	Deutsche Gesellschaft für Allgemeinmedizin und Familienmedizin
et al.	et alii (und andere)
fMRI	functional Magnetic Resonance Imaging funktionelle Magnetresonanztomographie
G1 / G2 / G3...	Gruppe 1 / Gruppe 2 / Gruppe 3 ...
GDS	Geriatric Depression Scale
HIV	Humanes Immundefizienz-Virus
MRI	Magnetic Resonance Imaging Magnetresonanztomographie
PANAS	Positive and Negative Affect Schedule
RBK	Robert Bosch Krankenhaus
RCT	Randomised Controlled Trial
usw.	und so weiter
z.B.	zum Beispiel

2 Einleitung

2.1 Problemstellung

Die Entscheidung, für die Bachelorarbeit eine Literaturstudie zum Thema „Physiotherapeutische Maßnahmen bei demenzkranken Menschen" anzufertigen, beruht auf nachhaltigen Eindrücken, die ich schon während der Berufsausbildung sammeln konnte.

1996, im zweiten Ausbildungsjahr zum Physiotherapeuten, absolvierte ich das Praktikum im Fachgebiet Neurologie an der „HELIOS Klinik Schloss Pulsnitz". Im Rahmen einer Gruppentherapie wurde ich dort zum ersten Mal mit an Demenz erkrankten Menschen konfrontiert. Die Patienten saßen im Kreis auf stabilen Holzhockern. In der Mehrzahl handelte es sich um betagte Menschen. Einige wenige waren aber jüngeren Alters und litten an einer Enzephalopathie, wahrscheinlich als Folge von Alkoholismus. Als fachliche Orientierung erfolgte der Hinweis, eine „unspezifische Hockergymnastik" selbstständig zu planen und durchzuführen. Die Aufgabe bestand demnach darin, diese Gruppe auf geeignete Weise effektiv therapeutisch zu betreuen, wobei mir bei der Auswahl eines hierfür einzusetzenden Geräts freie Hand gelassen wurde.

Die wichtigste Leitlinie bei der Arbeitsweise in der Physiotherapie ist, unbedingt ein gezieltes, erfolgsorientiertes Handeln zu realisieren. Dies war für uns Auszubildende überzeugend praktisch demonstriert worden während des vorher durchlaufenen Orthopädie-Praktikums.

Im Gegensatz dazu vertrat auch das fachlich geschulte Personal im vorliegenden Fall durchgängig die Auffassung, dass mit Hilfe von physiotherapeutischen Maßnahmen bei diesem Patientenkreis weder kurz- noch langfristig ein erkennbarer Therapiefortschritt erzielbar sei.

Zweimal pro Woche konnten dann jeweils 30 Minuten gestaltet werden mit wenig zufriedenstellenden Ergebnissen. Allerdings wurden dabei oftmals Übungsaufträge und -elemente, selbst wenn sie noch so einfach waren, von den beteiligten Patienten nicht korrekt verstanden und umgesetzt. Als Folge ihrer Erkrankung erhoben sie sich nicht selten und verließen einfach die Gymnastikgruppe.

Als Praktikant war ich damals mit der demotivierenden Sichtweise auf die Wirksamkeit solcher Übungen und dem letztlich zu erwartenden Resultat meines Handelns äußerst unzufrieden, da mir daran lag, einen Beitrag leisten zu können, um diesen Patienten in ihrem Alltag zu helfen.

Deshalb entstand und festigte sich bereits zu jener Zeit der Wunsch, gerade für die an Demenz leidenden Patienten Übungsinhalte und –abläufe zu gestalten versuchen, welche auf wissenschaftlich fundierten und zugleich praxisorientierten Anleitungen aufbauen.

Aus diesem Grund reifte unterdessen der Entschluss, die neu gewonnenen Erkenntnisse aus dem Bachelorstudium zu nutzen, um zunächst einmal eine solide Literaturrecherche zum Thema „Physiotherapeutische Maßnahmen bei an Demenz leidenden Menschen" zu erstellen.

2.2 Hypothese

Ziel dieser Arbeit ist es, anhand einer Literaturrecherche zu untersuchen, welche Erkenntnisse bisher gewonnen werden konnten hinsichtlich der Chancen, bei Personen im höheren Alter mit Demenz eine Steigerung sowohl der kognitiven, als auch der körperlichen Leistungsfähigkeit zu erreichen durch gezielte physiotherapeutische Maßnahmen. Typischerweise wird ein Therapiefortschritt in den meisten Fällen beurteilt im Vergleich zu nicht erkrankten Personen aus der gleichen Alterskohorte und mit ähnlichem sozialen Status. Diese zwei Gruppen von überwiegend älteren Patienten, welche in den konkret recherchierten Fällen miteinander verglichen worden waren, unterschieden sich vor allem im Grad der Beeinträchtigung ihrer kognitiven, emotionalen und sozialen Fähigkeiten, kurz dem Grad der Demenz. Man unterteilt üblicherweise in eine Personengruppe ältere Patienten ohne kognitiver Einschränkungen und ohne Demenz, sowie in eine Personengruppe ältere Patienten mit leichten kognitiven Einschränkungen und

Demenz.

Im Rahmen dieser Literaturrecherche soll der aktuelle Forschungsstand beleuchtet werden hinsichtlich der Arbeitshypothese,

dass bei an Demenz leidenden Patienten durch physiotherapeutische Maßnahmen die kognitive und/oder körperliche Leistungsfähigkeit verbessert werden kann sowie der allgemeine gesundheitliche Verfall als Folge der Demenzerkrankung verlangsamt werden kann.

Dabei werden unter dem Begriff „Physiotherapeutische Maßnahmen" in der recherchierten Literatur ausschließlich Krankengymnastik und Bewegungsübungen beschrieben.

2.3 Definition von Demenz

Es gibt sehr viele, verschieden umfangreiche Definitionen für Demenz. Ich möchte mich hier nur auf eine Auswahl beschränken.

Nach der deutschen Gesellschaft für Allgemeinmedizin und Familienmedizin (DEGAM) wird Demenz wie folgt definiert:

„Der Begriff Demenz wird

synonym mit dem Begriff Hirnleistungsstörungen gebraucht.

Er beschreibt ein ätiologisch heterogenes klinisches Syndrom,

das durch erworbene Einbußen von intellektuellen Fähigkeiten und Gedächtnis imponiert. Die Demenz ist eine Erkrankung des höheren Lebensalters; sie spiegelt aber nicht den natürlichen Alterungsprozess wider." (Demenz 2008)

Nach dem internationalem Standard „Diagnostisches und statistisches Manual psychischer Störungen" (DSM) wird Demenz folgendermaßen definiert:

„Eine Demenz wird diagnostiziert, wenn mehrere kognitive Defizite

vorliegen, die sich zeigen in:

Gedächtnisbeeinträchtigung plus mindestens eine der folgenden

Störungen:

- **Aphasie:** Störung der Sprache
- **Apraxie:** beeinträchtigte Fähigkeit, motorische Aktivitäten auszuführen
- **Agnosie:** Unfähigkeit, Gegenstände zu identifizieren bzw. wiederzuerkennen
- **Störung der Exekutivfunktionen,** d.h. Planen, Organisieren, Einhalten einer Reihenfolge

Diese kognitiven Defizite verursachen eine signifikante Beeinträchtigung der sozialen und beruflichen Funktionen und stellen eine deutliche Verschlechterung gegenüber einem früheren Leistungsniveau dar.

Die Defizite treten nicht als Teil einer rasch einsetzenden Bewusstseinseintrübung (= Delir) auf.

Die Störung kann nicht einem anderen primären psychischen Leiden, wie endogene Depression oder Schizophrenie, zugeschrieben werden." (Demenz 2008)

Auch existiert eine Einteilung nach ICD-10 (International Statistical Classification of Diseases and Related Health Problems):

- F00   Demenz bei Alzheimer-Krankheit
- F01   Vaskuläre Demenz
- F02   Demenz bei anderenorts klassifizierten Krankheiten
- F03   Nicht näher bezeichnete Demenz" (Demenz 2008)

2.4 Epidemiologie

In Deutschland leben derzeit etwa eine Million Menschen, die an einer Demenzform leiden. (Bickel 2000) (Bickel 2001) (Bundesministerium für Familie Senioren Frauen und Jugend)

Von Ihnen haben ca. 700.000 eine Alzheimer-Demenz (Tabelle 1) (Bickel 2000).

Alzheimer-Demenz (ca. 70 %):	vaskuläre Demenz (ca. 20 %):	andere Demenzformen (ca. 10 %):
Verlauf schleichend und gekennzeichnet durch fortgesetzten kognitiven Abbau Andere substanzinduzierte, systemische oder ZNS-Erkrankungen ausgeschlossen	Neurologische Fokalsymptome oder Laborbefunde deuten auf zerebrovaskuläre Erkrankung hin	aus Anamnese, Untersuchung und Laborbefund Hinweise auf andere Ursachen: - Lewy-Body - HIV - Schädel-Hirn-Trauma - Parkinson - Chorea Huntington - Creutzfeldt-Jakob - Andere

Tabelle 1: Häufigkeitsverteilung der Demenzformen (Bickel 2000)

Jährlich treten 200.000 Neuerkrankungen auf. Unter Berücksichtigung der Bevölkerungsentwicklung wird sich diese Zahl bis zum Jahre 2050 auf über zwei Millionen Demenzpatienten erhöhen (Bickel 2000) (Bickel 2001).

2.5 Demografische Entwicklung

Der Anteil von älteren Menschen bezogen auf die Gesamtbevölkerung in der Bundesrepublik Deutschland wird zunehmend größer. Deshalb kann man davon ausgehen, dass auch die Zahl der Demenzerkrankten entsprechend ansteigen wird. Demenzerkrankungen gehören schon heute zu den häufigsten psychischen beziehungsweise kognitiven Störungen im hohen Lebensalter. In etwa 30 Jahren wird die Anzahl der über 60-Jährigen in Deutschland von 20,6 auf 28,2 Millionen ansteigen, bei Bevölkerungsabnahme von geschätzt 82,3 auf 74,2 Millionen Einwohner im Jahre 2038. 38 Prozent der Einwohner werden dann älter als 60 und 32 Prozent sogar älter als 65 Jahre sein (Statistisches Jahrbuch für die Bundesrepublik Deutschland 2012 2012). Deshalb zwingt es die Gesamtgesellschaft bereits jetzt zum Handeln, da ja heutzutage auch erwartet wird das man aktiv bleibt, man denke nur an die politisch gewollte Erhöhung der Lebensarbeitszeit.

Hier sehe ich mich als Physiotherapeuten in der Pflicht, dieses neue Tätigkeitsfeld mit viel Engagement anzugehen, neue Arbeitsbereiche zu erschließen und mich diesen neuen Aufgaben mit Freude zu widmen.

Bereits jetzt erlebe ich täglich die Auswirkungen dieser Entwicklung, da ich meinen Patientenstamm statistisch über ein Verwaltungsprogramm führe. Dieses erlaubt auch Diagrammdarstellungen, zum Beispiel des Altersdurchschnitts. Ich habe also einen Vergleich von insgesamt mehr 13 Jahren und es ist selbst in meinem Wohn- und Arbeitsort, einer sächsischen Kleinstadt, ein entsprechender Wandel ganz offensichtlich mitzuerleben.

3 Methodik

3.1 Studiendesign

In der systemischen Literaturrecherche soll der Interventionseffekt – Krankengymnastik / Bewegungsübungen – durch aussagekräftige Literatur (Bücher, Studien) untersucht werden.

Trotz zweiwöchiger Recherche in zwei großen Dresdner Bibliotheken und umfangreicher Suche im Internet fand ich keine Monografie, welche für meine Fragestellung signifikant war. In physiotherapienahen Berufen fanden sich zahlreiche Quellen, so in den Bereichen Ergotherapie, Musiktherapie und spezielle Formen der Psychotherapie. Da ich mich aber mit der für mich relevanten Krankengymnastik beschäftigen wollte, eruierte ich diese nicht-medikamentösen Therapieformen nicht weiter und suchte auch nicht nach relevanter Grundlagenliteratur oder Leitlinien für diese angrenzenden Berufsgruppen.

3.2 Untersuchungsgang

Die systemische Literaturrecherche nach relevanten Studien führte ich in den Datenbanken PEDro, PubMed und der Cochrane Library im August 2013 durch. Als Suchbegriffe wählte ich: ageing, exercise therapy, group based exercise, aerobic exercise training, cognition, cognitive function, cognitive performance, dementia, cardiovascular fitness, physical activity, physiotherapy, walking, walking and talking, mobility.

In der Pedro-Datenbank fand ich 5, in der PubMed-Suche 4 für meine Fragestellung relevante RCTs (Randomised Controlled Trial). In der Cochrane Library wurden keine Arbeiten identifiziert. Durch eine manuelle Suche unter Google Scholar fand ich einen zusätzlichen RCT-Treffer zur Analyse. Besonderen Wert legte ich auf die Aktualität der Studien, weshalb ich keine einschloss die älter als 14 Jahre waren. Die inkludierten Studien wurden von mir mit der PEDro–Skala bewertet. Unter der jeweils analysierten Studie findet sich auch eine entsprechende Angabe zu dieser Auswertung.

Den ursprünglichen Plan, nur deutschsprachige Literatur bzw. Studien zu verwenden, musste ich verwerfen, da ich trotz umfangreicher intensiver Suche keine entsprechenden Ergebnisse von ausreichend hoher statistischer Qualität fand. Beim Übersetzen aus dem Englischen arbeitete ich mit dem Google-Übersetzer, Lion 3.1.0 und erhielt außerdem manche Unterstützung seitens einer amerikanischen Freundin.

4 Hauptteil / Studienvorstellung und Bewertung

Bei den gefundenen 10 Studien möchte ich mit den ersten 5 RCTs beginnen, welche ältere Patienten untersuchten, die weder kognitive Einschränkungen noch eine Demenzerkrankung aufwiesen. Sie fungieren in diesem Zusammenhang als „Referenz" zu den Untersuchungen der an Demenz Erkrankten.

4.1 „Die Wirkung von gruppenbasierten Übungen auf die kognitive Leistungsfähigkeit und Stimmung in Seniorenresidenzen in Bezug auf die Übergangspflege und Selbstpflege." (Brown et al. 2009)

In dieser australischen Studie aus dem Jahre 2008 wurden 154 Rentner (19 Männer, 135 Frauen; Alter zwischen 62 und 95 Jahren) im Rahmen eines RCTs untersucht. Alle hatten keine kognitiven Einschränkungen oder Demenz. Sie alle lebten in Pensionärs-Wohnheimen in Sydney, Australien. Die Teilnehmer wurden randomisiert in 3 Gruppen eingeteilt:

- G1: Ausdauer- und Balancetraining
- G2: Bewegungs- und Entspannungstraining
- G3: Keine Intervention (Kontrollgruppe)

Die Gruppen 1 und 2 übten zweimal in der Woche jeweils eine Stunde über einen Zeitraum von 6 Monaten. Die Ergebnisse wurden durch standardisierte neuropsychologische Tests gewonnen. Nach einer Ausgangsmessung der kognitiven Fähigkeiten wurde nach 6 Monaten in jeweils 3 Bereichen nachgetestet (kognitive Reaktionsgeschwindigkeit; visuelles, sprachliches und Arbeits-Gedächtnis, exekutive

Funktionen). Ebenfalls wurde die Stimmung nach der Alters Depressions Skala (GDS) und der Positiv / Negative Affekt Tabelle (PANAS) untersucht.

Nur in Gruppe 1 kam es zu einer deutlichen Verbesserung der kognitiven Leistungsfähigkeit im Vergleich zu beiden anderen Gruppen. Darüber hinaus haben beide Interventionsgruppen von dem Training profitiert, ihre Stimmung verbesserte sich innerhalb der gesamten 6 Monate deutlich.

Die Qualität der Studie von Brown et al. bewerte ich auf der PEDro –Skala mit 5 von 10 Punkten, und zwar für die Angabe von:

- **Randomisierung**
- **Vergleichbarkeit der Gruppen**
- **Intention-to-treat-Analyse**
- **Gruppenvergleiche**
- **Punkt- und Streuungsmaße**

4.2   „Herz-Kreislauf-Fitness, kortikale Plastizität und Alterung." (Colcombe et al. 2004)

Diese amerikanische Studie von 2003 wurde durch Unterstützung des National Institute on Aging Grants und des Institute for the Study of Aging durchgeführt. Ziel dieser Studie war es zu untersuchen, in wie weit Herz-Kreislauf-Training den Rückgang der kognitiven Leistungsfähigkeit im Alter beeinflussen kann. Über diese kortikalen Veränderungen ist wenig bekannt. Durch Tierexperimente konnte bereits bewiesen werden, dass aerobes Training neue kortikale Kapillaren bildet, die Synapsenanzahl erhöht und die Bildung neuer Neurone fördert. Hier wird diese Tatsache zum ersten Mal an älteren Menschen untersucht.

Inkludiert für dieses RCT wurden 29 aktive Senioren (11 Männer, 18 Frauen; Alter zwischen 58 und 77 Jahren). Alle hatten keine kognitiven Einschränkungen oder Demenz. Mittels fMRI und eines Augentestes wurden die Teilnehmer daraufhin untersucht. Die Teilnehmer wurden randomisiert 2 Gruppen zugeteilt:

- **G1:   Aerobic**
- **G2:   Stretching und Muskeltraining (Kontrollgruppe)**

Die Gruppen 1 und 2 übten dreimal in der Woche über einen Zeitraum von 6 Monaten. Die Übungsintensität wurde in beiden Gruppen kontinuierlich gesteigert. Die kardiovaskuläre Fitness wurde in beiden Gruppen auf einem Laufband mit Hilfe von Sauerstoffmessung und EKG bestimmt.

Eine bessere kardiovaskuläre Fitness zeigte Gruppe 1. Auch konnten mittels fMRI deutliche Veränderungen in kortikalen Strukturen festgestellt werden.

Die Qualität der Studie von Colcombe et al. bewerte ich auf der PEDro –Skala mit 4 von 10 Punkten, und zwar für die Angabe von:

- Randomisierung
- Vergleichbarkeit der Gruppen
- Gruppenvergleiche
- Punkt- und Streuungsmaße

4.3 „Aerobic-Training erhöht das Hirnvolumen bei älteren Menschen." (Colcombe et al. 2006)

Eine weitere Studie von Colcombe et al. Untersuchte 2005 ob Aerobic-Training bei älteren Menschen das Hirnvolumen in beiden Hemisphären und die kognitiven Fähigkeiten erhöhen kann. Es wurden 59 Rentner im Alter zwischen 60 und 79 Jahren ohne kognitiver Störungen oder Demenz in einem Zeitraum von 6 Monaten untersucht. Die Hälfte der Gruppe wurde einer Aerobic-Gruppe (G1) zugeteilt, die anderen einer Stretching und Muskeltrainingsgruppe (Kontrollgruppe; G2). Das Übungsprogramm entsprach demselben, wie bei der durch Colcombe et al. im Jahr 2004 durchgeführten Studie. Beide Gruppen wurden durch erfahrene Therapeuten betreut. 20 weitere junge Erwachsene im Alter von 18-30 Jahren dienten als zusätzliche Kontrollgruppe für die MRI Auswertung (G3). Sie führten keine Übungen durch. Hochaufgelöste 3D-MRI-Bilder der Hirnmasse wurden zu Beginn und nach den 6 Monaten Training angefertigt. Schätzungen der maximalen Sauerstoffaufnahme wurde ebenfalls durchgeführt.

Die Teilnehmer der Gruppe 1 zeigten eine deutliche höhere Zunahme des Gehirnvolumens als Teilnehmer der Gruppe 2. Die Teilnehmer der Gruppe 3 ohne

Intervention zeigten keine Veränderungen.

Als Schlussfolgerung bleibt festzuhalten, das Herz-Kreislauf-Training mit der Schonung von Hirnsubstanz beim älteren Menschen assoziiert ist. Darüber hinaus deuten diese Ergebnisse einen starken biologischen Mechanismus des Aerobic-Trainings an, welcher beim älteren Menschen zur Aufrechterhaltung und Verbesserung des zentralen Nervensystems, der Gesundheit und der kognitiven Fähigkeiten führen kann.

Die Qualität der Studie von Colcombe et al. bewerte ich auf der PEDro –Skala mit 4 von 10 Punkten, und zwar für die Angabe von:

- **Randomisierung**
- **Vergleichbarkeit der Gruppen**
- **Verblindete Untersucher**
- **Gruppenvergleiche**

4.4 „Verbesserung der kognitiven Funktionen durch psychisches Training und / oder individualisiertes Aerobic-Training bei gesunden älteren Probanden." (Fabre et al. 2002)

Die französische Studie aus dem Jahre 2001 hatte zum Ziel, geistiges Training mit aerobem Training bezüglich der kognitiven Leistungsfähigkeit zu vergleichen. Auch sollte festgestellt werden, ob die Verbindung dieser beiden Techniken eine Verbesserung bringt. 32 gesunde Senioren zwischen 60 und 76 Jahren randomisiert wurden in 4 Gruppen eingeteilt:

- **G1: Walking / Jogging**
- **G2: Mentales Training**
- **G3: Kombination von beidem**
- **G4: Kontrollgruppe**

Die Belastungsintensität wurde an jeden Probanden individuell nach seiner Herzfrequenz angepasst. Das Training wurde über 2 Monate durchgeführt, nach denen die Kontrollgruppe keine Veränderungen zeigte. In allen 3 Trainingsgruppen wurden signifikante Verbesserungen bezogen auf das logische Denken und den Gedächtnisquotienten festgestellt. Die deutlichste Verbesserung war jedoch bei Gruppe 3 zu verzeichnen, welche die Kombination beider Trainingsmethoden durchführte. Die Autoren schlussfolgerten daraus das sich sowohl geistiges Training als auch Aerobic-Training zur Verbesserung der kognitiven Funktionen in gleichem Maße eignen. Am günstigsten ist jedoch eine Kombination aus beiden.

Die Qualität der Studie von Fabre et al. bewerte ich auf der PEDro –Skala mit 5 von 10 Punkten, und zwar für die Angabe von:

- Randomisierung
- Vergleichbarkeit der Gruppen
- Drop-out < 15%
- Gruppenvergleiche
- Punkt- und Streuungsmaße

4.5 „Veränderungen der kognitiven Funktionen innerhalb einer randomisierten Studie durch körperliche Aktivität: Ergebnisse von Lebensstil-Interventionen und Unabhängigkeit für ältere Menschen als Pilotstudie." (Williamson et al. 2009)

In dieser lang angelegten, amerikanischen Pilotstudie wurden 102 Probanden ohne kognitiver Störungen oder Demenz im Alter von 70 bis 89 Jahren inkludiert. Sie wurden in 2 Gruppen eingeteilt, Gruppe 1 führte moderate körperliche Aktivität (u.a. Walking) durch, Gruppe 2 wurde gesundheitsorientierten Schulungsprogrammen zugeführt. Sie wurden vor Beginn der Intervention und nach einem Jahr mit 4 kognitiven Tests kontrolliert. Teilnehmer der Gruppe 1 führten eine Kombination aus Aerobic-, Kraft-, Balance- und Flexibilitätsübungen durch. In den ersten 2 Monaten wurden 3 Trainingseinheiten (40-60 Minuten) pro Woche unter Überwachung durchgeführt. Während der nächsten 4 Monate wurden die überwachten Trainingseinheiten auf 2 pro Woche reduziert, und es wurden verstärkt Hausübungsprogramme (3 oder mehr pro Woche) durchgeführt. Danach wurden verstärkt Hausübungsprogramme durchgeführt und freiwillig 1 bis 2 Mal pro Woche überwacht geübt. Monatlich wurden Kontrolltelefonate durchgeführt. Teilnehmer der

Gruppe 2 trafen sich wöchentlich in kleinen Gruppen innerhalb der ersten 26 Wochen, danach monatlich. Es wurden keine deutlichen Unterschiede zwischen beiden Gruppen bezüglich der Verbesserung der körperlichen und kognitiven Fähigkeiten gefunden.

Die Qualität der Studie von Williamson et al. bewerte ich auf der PEDro –Skala mit 6 von 10 Punkten, und zwar für die Angabe von:

- Randomisierung
- Vergleichbarkeit der Gruppen
- Verblindete Untersucher
- Drop-out < 15%
- Gruppenvergleiche
- Punkt- und Streuungsmaße

4.6 „Der Effekt von körperlicher Aktivität auf die kognitiven Funktion bei älteren Erwachsenen mit einem Risiko für die Alzheimer-Krankheit: Eine randomisierte Studie." (Lautenschlager et al. 2008)

Um festzustellen, ob körperliche Aktivität das Risiko an einer Alzheimer-Demenz bei vorbelasteten älteren Menschen zu reduzieren, wurde diese australische Studie im Jahre 2007 durchgeführt. Im Rahmen der Studie wurden 170 Teilnehmer (über 50 Jahre) inkludiert, welche Merkstörungen angaben, aber die Kriterien für eine Alzheimer Erkrankung nicht erfüllten. 138 von ihnen beendeten die Studie nach 18 Monaten. 2 Gruppen wurden eingeteilt in:

- G1: Aktivität
- G2: Kontrollgruppe (nur Schulungen)

Zu Beginn wurde durch einen erfahrenen Trainer innerhalb von 60 Minuten das individuelle Hausübungsprogramm für jeden Teilnehmer von Gruppe 1 erstellt, und allen wurde die Schulungsmappe ausgeteilt. Die Aktivitätsgruppe übte 3 mal 50 Minuten in der Woche, hauptsächlich Walking. Als Resultat konnte Gruppe 1 im Vergleich zu Gruppe 2 ihre körperliche Aktivität steigern. Zusätzlich verbesserten sich auch die Werte des Alzheimer Disease Assessment Scale und des Clinical Dementia Rating.

Die Qualität der Studie von Lautenschlager et al. bewerte ich auf der PEDro –Skala mit 8 von 10 Punkten, und zwar für die Angabe von:

- Randomisierung
- Verborgene Zuordnung
- Vergleichbarkeit der Gruppen
- Verblindete Therapeuten
- Verblindete Untersucher
- Intention-to-treat-Analyse
- Gruppenvergleiche
- Punkt- und Streuungsmaße

4.7 „Walking oder Vitamin B für die Kognition bei älteren Erwachsenen mit leichter kognitiver Beeinträchtigung? Eine randomisierte kontrollierte Studie." (van Uffelen, J G Z et al. 2008)

Diese holländische Studie untersuchte die Auswirkungen von Ausdauertraining bzw. Vitamin B Supplementierung hinsichtlich der kognitiven Fähigkeiten bei älteren Menschen. Die 152 Teilnehmer im Alter von 70 bis 80 Jahren zeigten eine leichte kognitive Schwäche und wurden randomisiert in 2 Gruppen eingeteilt:

- G1: Walking
- G2: Vitamin B

Gruppe 1 trainierte zweimal wöchentlich in der Gruppe mit moderater Belastung über einen Zeitraum von 12 Monaten. Gruppe 2 übte mit einem „Placebo-Belastungs-Programm" mit niedriger Intensität. Auch wurden diesen Teilnehmern zusätzlich Vitamin B Tabletten verabreicht, ebenso über 12 Monate. Die kognitiven Funktionen wurden zu Beginn, nach 6 Monaten und nach 12 Monaten Intervention, mit neuropsychologischen Tests überprüft. Resultierend stellten die Forscher dar, das Vitamin B keinen Einfluss auf die kognitiven Fähigkeiten hat. Gruppe 1 verbesserte einige Aspekte bezüglich der Kognition (z.B. Konzentration), besonders verbesserte sich die Merkfähigkeit.

Die Qualität der Studie von van Uffelen et al. bewerte ich auf der PEDro –Skala mit 6 von 10 Punkten, und zwar für die Angabe von:

- Randomisierung
- Vergleichbarkeit der Gruppen
- Verblindete Untersucher
- Intention-to-treat-Analyse
- Gruppenvergleiche
- Punkt- und Streuungsmaße

4.8 „Die Auswirkungen eines Walking- / Sprechprogrammes auf die Kommunikation, Gehfähigkeit und den funktionellen Status bei Bewohnern eines Seniorenheimes mit Alzheimer Erkrankung." (Cott et al. 2002)

Die Abteilung für Physiotherapie und Rehabilitationswissenschaft der medizinischen Fakultät von Toronto untersuchte 2002 drei Senioren-wohnheime im Großraum Toronto. In einer randomisierten Studie wurden Patienten mit Alzheimer-Demenz untersucht, die langzeitpflege-bedürftig waren. Mit einem Durchschnittsalter von 82 Jahren wurden 86 Patienten aufgenommen. Sie wurden in 3 Gruppen eingeteilt:

- G1: Walking mit Unterhaltung
- G2: Nur Unterhaltung
- G3: Kontrollgruppe ohne Intervention

Gruppe 1 traf sich fünfmal in der Woche über einen Zeitraum von 16 Wochen. Dabei wanderten und unterhielten sich die Teilnehmer 30 Minuten lang paarweise. Gruppe 2 traf sich ebenfalls fünfmal in der Woche, sie unterhielten sich jedoch nur über die 30 Minuten paarweise miteinander. Messkriterien waren die Functional Assessment of Communication Skills for Adults, der 2-Minuten-Gehtest und der London Psychogeriatric Rating Scale. Interessanterweise gab es keinen bemerkenswerten Unterschied zwischen den 3 Gruppen. Lediglich Patienten mit leichter Demenz,

konnten leichte (nicht bemerkenswerte) Verbesserungen in ihrer Geh- und
Kommunikationsfähigkeit erreichen.

Die Qualität der Studie von Cott et al. bewerte ich auf der PEDro –Skala mit 6 von 10
Punkten, und zwar für die Angabe von:

- Randomisierung
- Vergleichbarkeit der Gruppen
- Verblindete Untersucher
- Drop-out < 15%
- Gruppenvergleiche
- Punkt- und Streuungsmaße

4.9 „Streckenlauf: Eine randomisierte Studie zu den Auswirkungen eines kurzzeitigen Laufprogrammes auf die Kognition bei Demenz." (Eggermont, L H P et al. 2009)

Die Erkenntnis, das Wandern gut für die Kognition beim gesunden älteren Menschen
ist, stellte die Grundlage für diese Studie dar. In ihr untersuchte das Team von
Eggermont, ob dies auch für ältere demenzkranke Menschen gilt. Inkludiert für die
Untersuchung wurden 97 ältere Heim-bewohner mit mittelschwerer Demenz (davon
79 Frauen). Das Durch-schnittsalter lag bei 85 Jahren. Sie wurden in 2 Gruppen
randomisiert:

- G1: Walking
- G2: Kontrollgruppe (soziale Kontakte)

Die Demenzpatienten in Gruppe 1 liefen fünfmal pro Woche jeweils 30 Minuten über
einen Zeitraum von 6 Wochen. Gruppe 2 bekam Besuche in der gleichen Frequenz.
Sie sollten der Kommunikation dienen. Es wurden neuropsychologische Tests vor
Beginn der Studie, nach 6 Wochen und nach weiteren 6 Wochen durchgeführt.
Zusätzlich wurde ein bestimmter Eiweißwert bestimmt, welcher bei
Alzheimerpatienten eine Rolle spielt (Apolipoprotein E). Im Ergebnis konnte keine
Verbesserung bezüglich der Kognition in den Gruppen festgestellt werden, auch der
Proteinwert änderte sich nicht signifikant. Laut Autoren könnte dies an der hohen

Komorbidität (Herz-Kreislauf-Erkrankungen) oder an der Belastungs-intensität gelegen haben.

Die Qualität der Studie von Eggermont et al. bewerte ich auf der PEDro –Skala mit 7 von 10 Punkten, und zwar für die Angabe von:

- Randomisierung
- Verborgene Zuordnung
- Vergleichbarkeit der Gruppen
- Drop-out < 15%
- Intention-to-treat-Analyse
- Gruppenvergleiche
- Punkt- und Streuungsmaße

4.10 „Mobilität und Demenz: Ist physiotherapeutische Behandlung während der Kurzzeitpflege wirksam?" (Pomeroy et al. 1999)

In dieser Studie wurden 81 Patienten mit Demenz aus 12 verschiedenen englischen Akutkrankenhäusern miteinander verglichen. Der Grund für die Klinikaufenthalte waren demenzbedingte Stürze, Knochenbrüche oder das Zulassungsverfahren zur Langzeitpflege. Die Patienten waren im Mittel 82 Jahre alt. Untersucht wurde, ob mobilisierende physiotherapeutische Be-handlung sich positiv auswirkt oder nicht. Es wurden 2 Gruppen gebildet:

- G1: Physiotherapie (Mobilisation)
- G2: unspezifische Aktivität

Die Messinstrumente waren die Southampton Mobility Assessment (Mobilitätspunkte) und der 2-Minute-Gehtest (Gehstrecke). Geprüft wurden die Teilnehmer zu Beginn und am Ende der Untersuchung. Besonders negativ ist mir aufgefallen, dass in der Studie keine eindeutige Durch-führungszeit angegeben ist (Follow-up). Es konnten bezüglich der Mobilität keine signifikanten Unterschiede zwischen den zwei Gruppen festgestellt werden. Die Forscher stellten jedoch fest, dass es sich um eine sehr kleine Patientenzahl handelte, weshalb die zu erwartende Verbesserung ausblieb. Es sollte deshalb im Rahmen einer größeren Pilotstudie weiter geforscht werden. Auch bezogen sich die Resultate nur auf die Mobilität, andere positive Effekte wurden nicht begutachtet (kognitive Fähigkeiten).

Die Qualität der Studie von Pomeroy et al. bewerte ich auf der PEDro –Skala mit 6 von 10 Punkten, und zwar für die Angabe von:

- Randomisierung
- Vergleichbarkeit der Gruppen
- Verblindete Untersucher
- Drop-out < 15%
- Gruppenvergleiche
- Punkt- und Streuungsmaße

4.11 PEDro-Bewertung: Physiotherapie bei Menschen ohne und mit kognitiven Einschränkungen

Die Beurteilung der Ergebnisse meiner Untersuchung erfolgte mit Hilfe der PEDro-Skala. Sie basiert auf der Delphi-Liste, welche von Verhagen und Kollegen an der Universität von Maastricht, Abteilung für Epidemiologie, entwickelt wurde (Verhagen et al. 1998). Die Beurteilung ist in den Tabellen 1 und 2 dargestellt.

	Brown et al. ((Brown et al. 2009))	Colcombe et al. ((Colcombe et al. 2004))	Colcombe et al. ((Colcombe et al. 2006))	Fabre et al. ((Fabre et al. 2002))	Williamson et al. ((Williamson et al. 2009))
Ein- & Ausschlusskriterien	√	√	√	√	√
Randomisierung	√	√	√	√	√
Verborgene Zuordnung					
Vergleichbarkeit der Gruppen	√	√	√	√	√
Verblindete Patienten					
Verblindete Therapeuten					
Verblindete Untersucher			√		√
Drop-out < 15%				√	√
Intention-to-treat-Analyse	√				
Gruppenvergleiche	√	√	√	√	√
Punkt- und Streuungsmaße	√	√		√	√
PEDro-Auswertung	5/10	4/10	4/10	5/10	6/10

Tabelle 1: Bewertung für Physiotherapie bei Menschen ohne kognitive Einschränkung

	Lautenschlager et al. ((Lautenschlager et al. 2008))	van Uffelen et al. ((van Uffelen, J G Z et al. 2008))	Cott et al. ((Cott et al. 2002))	Eggermont et al. ((Eggermont, L H P et al. 2009))	Pomeroy et al. ((Pomeroy et al. 1999))
Ein- & Ausschlusskriterien	√	√	√	√	√
Randomisierung	√	√	√	√	√
Verborgene Zuordnung	√			√	
Vergleichbarkeit der Gruppen	√	√	√	√	√
Verblindete Patienten					
Verblindete Therapeuten	√				
Verblindete Untersucher	√	√	√		√
Drop-out < 15%			√	√	√
Intention-to-treat-Analyse	√	√		√	
Gruppenvergleiche	√	√	√	√	√
Punkt- und Streuungsmaße	√	√	√	√	√
PEDro-Auswertung	8/10	6/10	6/10	7/10	6/10

Tabelle 2: Bewertung für Physiotherapie bei Menschen mit leichter kognitiver Einschränkung und mit Demenz

5 Hauptteil / Training bei Demenz

Da als wesentliches Merkmal einer demenziellen Erkrankung die Sturzgefahr zu beurteilen ist (Schwenk et al. 2010) möchte ich in diesem, physiotherapeutischen Hauptbereich einige Anmerkungen machen.

Ähnlich wie beim Parkinson-Patienten kommt es zu verschiedenen Gangstörungen. Der Gang eines demenzkranken Menschen ist durch Verlangsamung, Verlängerung („Double Support"), Verkürzung der Schrittlänge und erhöhte Schrittvariabilität gekennzeichnet.

Der Bewegungsablauf ist bezüglich des Sitz-Steh-Transfers erheblich gestört, dies betrifft die eingeschränkte Rumpfvorbeuge sowie die verfrühte Einleitung der vertikalen Bewegung ohne entsprechende Rumpfvorbeuge.

Demzufolge ist die Sturzhäufigkeit um das 3-fache erhöht, die Wahrscheinlichkeit sich schwer zu verletzen sogar um das 3- bis 4-fache.

Abgeleitet vom allgemeinen Training für ältere Menschen, welches ich im Fach „Gymnastik" in meiner Fachschulausbildung an der „Carl Gustav Carus Universität" flankierend vermittelt bekam, leiten sich für Patienten mit demenziellen Erkrankungen folgende Hauptziele für mich als Physiotherapeuten ab:

- Verbesserung der motorischen Grundleistung (Kraftausdauer)
- Verbesserung der Kraft
- Verbesserung der Balance (koordinativ-propriozeptives-Training)
- Verbesserung der kognitiv-motorischen Komplexleistungen

Da in der einschlägigen Literatur keine konkreten Übungsvorschläge zu finden waren (Schwenk et al. 2010), möchte ich mit ein paar praktischen Übungsbeispielen meinen Kolleginnen und Kollegen Anregungen für die praktische Tätigkeit geben. Übungen, welche speziell die Kognition
und / oder Kommunikation schulen bzw. zur Verbesserung von ADL-Leistungen beitragen möchte ich ausklammern, da diese Bereiche den Berufsgruppen der

Ergotherapeuten und Logopäden vorbehalten sind. Eine brauchbare Ideensammlung bietet hier ein Hausübungsprogramm des RBK („Mobil bleiben"), welches auf der Heidelberger Demenz-Trainingsstudie basiert.

Einige dieser Übungen möchte ich hier bespielhaft vorstellen und meine persönliche Stellungnahme dazu darlegen. Wichtig ist zu bemerken, dass keine der Übungen wissenschaftlich untersucht oder in Ihrer Wirksamkeit bewertet wurden. Es handelt sich lediglich um Beispiele, welche ich als besonders wichtig für das Training mit kognitiv eingeschränkten Patienten oder Patienten mit Demenz erachte.

5.1 Training der „Core stability" / Rumpfstabilität mit besonderer Berücksichtigung der Beinmuskulatur

Da es für sicheres Stehen und Gehen, auch auf längeren Distanzen und unter Ablenkung (Straßenverkehr, Menschengruppen) unerlässlich ist, ein gutes Gleichgewicht zu bewahren, sollte hierauf besonderer Wert gelegt werden. Ausschließen möchte ich ausdrücklich allgemeines Krafttraining an Geräten, wie es beispielsweise hervorragend von Diemer und Sutor beschrieben wird (Diemer und Sutor 2011). Solche Übungen lassen sich selbstverständlich unter kontrollierter Anleitung teilweise auch bei dieser Patientengruppe anwenden.

5.1.1 Sprunggelenkstraining mit Unterstützung (Festhalten)

Zur Stabilisierung der Sprunggelenke ist die Wadenmuskulatur über den Zehenstand besonders effektiv zu trainieren. Als angemessenen Übungsauftrag könnte man zu dem Patienten sagen: „Bitte machen Sie sich mal so groß wie es geht!". Eine Demonstration der Übung sollte vor dem Patientenkommando stehen. Auf gutes Schuhwerk ist ebenso zu achten, wie auf eine sichere Festhaltemöglichkeit (schwererer Stuhl, Fensterbank,...). Aus persönlicher Erfahrung empfehle ich eine Wiederholungszahl von 30 Maximalbewegungen für diese Patienten. Auch sollten die Patienten mit hoher Motivation „angefeuert" werden, was selbstverständlich auch auf alle folgenden Übungen zutrifft.

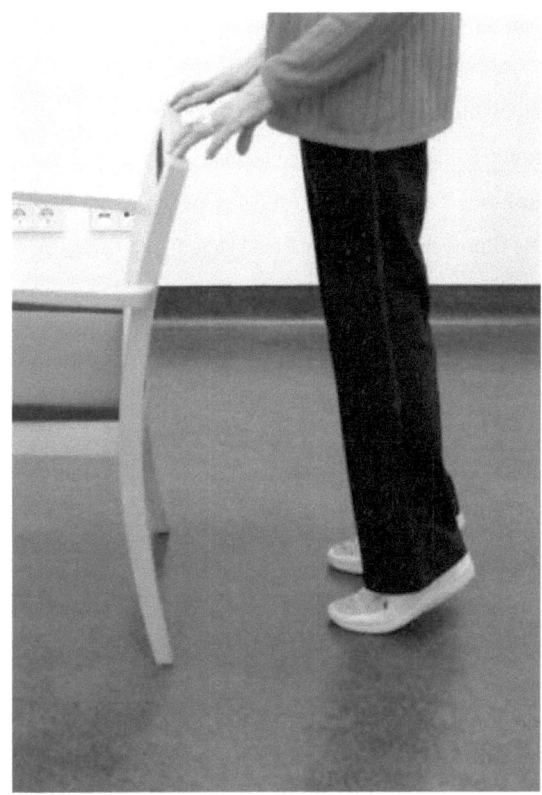

Abb. 1: Kräftigung der Wadenmuskulatur

5.1.2 Hüftbeugetraining mit Unterstützung (Festhalten)

Zur Erhöhung der kontrollierten Flexion im Hüftgelenk sollte das imaginäre Treppensteigen unbedingt in das Übungsprogramm aufgenommen werden. Auf eine qualitativ gleichbleibende Bewegung ist hier besonders zu achten, da diese wichtige Bewegung ein hohes Maß an Muskelkraft erfordert und im Alltag beim Überwinden von Treppen unverzichtbar ist. Als Übungsauftrag könnte man sagen: „Jetzt steigen wir zusammen auf einen Aussichtsturm.". Die Wiederholungszahl lässt sich durch motivierendes mitmachen steigern, da der Patient eine visuelles Vor-stellung erhält.

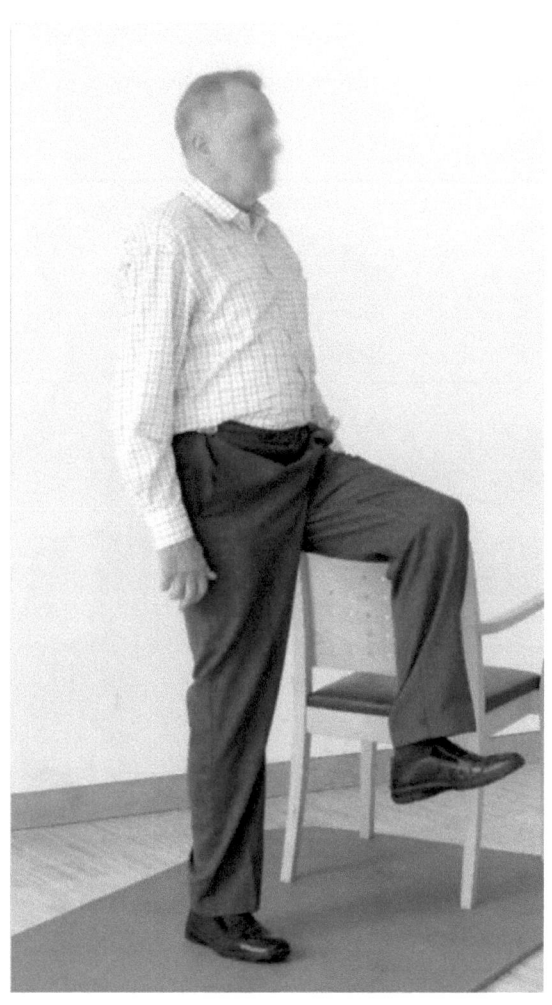

Abb. 2: Kräftigung der Hüftbeuger / Verbessern der Rumpfstabilität

5.1.3 Transferverbesserung Sitz-Stand und zurück mit Taktgebung

Unter Taktgebung verstehe ich das laute Zählen bis 3. Diese Technik, wie sie erfolgreich auch bei Parkinsonpatienten angewendet wird, gibt dem Patienten die Möglichkeit seine Kraft zu einem bestimmten Zeitpunkt zu maximieren. Dies ist bei der kontrollierten Hebung bzw. Senkung des Körpergewichtes gegen die Schwerkraft von besonderer Bedeutung. Aus Erfahrung weiß ich, dass diese alltägliche Bewegung

(Tisch, Toilette,...) diesen Patienten besondere Konzentration abverlangt. Besonders hat sich bei mir das einbauen von Haltemomenten während der Bewegungsausführung erwiesen.

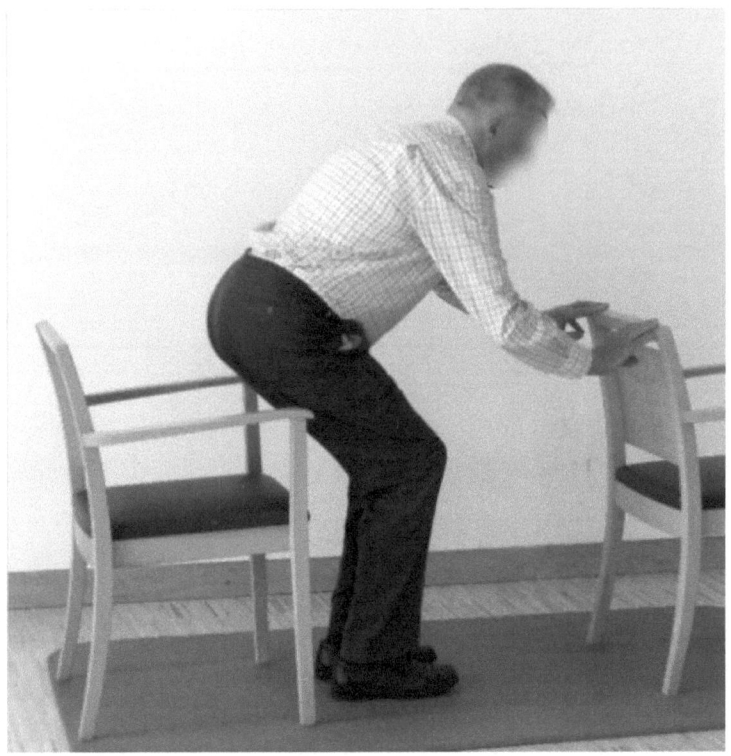

Abb. 3: Kontrolliertes Hinsetzen und Aufstehen

5.2 Training der Kraftausdauer von achsengerechten Bewegungen mit Hilfe von Fußmanschetten

Sehr gut bewährt in meiner Arbeit mit kognitiv eingeschränkten Personen und Personen mit Demenz hat sich der Einsatz von Fußmanschetten. Ich bevorzuge hier ein Gewicht von jeweils 2 kg, da dies einen guten Kompromiss aus erzeugter Labilität und noch zu schaffender Gewichts-belastung darstellt. Bei allen Übungen lasse ich die Patienten die Gewichte unter Anleitung selbstständig anlegen und im Anschluss ein paar Proberunden im Gymnastikraum laufen. Durch diese Maßnahme kommt es zu einer besseren Wahrnehmung und Steigerung der Muskelaktivität. Wie genau die Übung / der Übungsauftrag aussieht steht nicht im Vordergrund. Die einfachen Übungen sollten jedoch mit einer sich stets steigernden Widerholungszahl und qualitativ exakt ausgeführt werden.

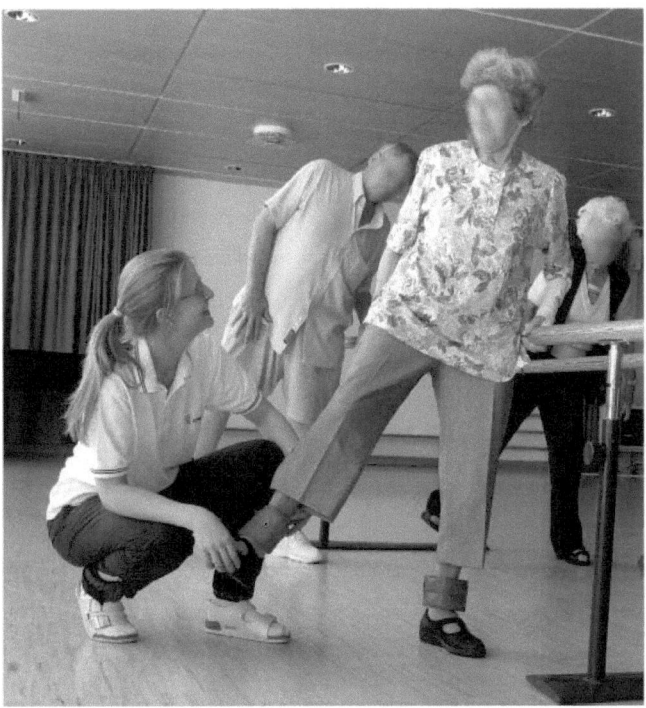

Abb. 4: Training mit Gewichtsmanschetten am Beispiel der Beinabduktion

6   Diskussion der Ergebnisse

Am Ende intensiver Recherchen musste ich konstatieren, dass meiner Auffassung nach der Zusammenhang zwischen dem Krankheitsbild der Demenz und den Behandlungsmethoden der physikalischen Therapie, insbesondere der Krankengymnastik, bisher viel zu wenig untersucht worden ist. Auch wenn vereinzelt Studien mit sehr hoher wissenschaftlicher Evidenz zu finden waren, bezogen sie sich

jedoch immer nur auf einen kleinen, unter ganz speziellen Aspekten ausgewählten
Subset der Erkrankten. Viele Einschlusskriterien können von der überwiegenden
Mehrheit der Betroffenen nicht erfüllt werden. Beispielsweise erschweren oder
vereiteln eine Vielzahl von Sekundärerkrankungen die Teilnahme an einer Studie. Die
Studienform mit dem höchsten Evidenzgrad stellt hierbei die randomisierte
kontrollierte Studie (Randomised Controlled Trial, RCT) dar (Scherfer et al. 2011).

Möglicherweise suchte ich auch nicht intensiv genug in entsprechenden
englischsprachigen Datenbanken. Daher bleibt zu vermuten, dass es eventuell noch
Veröffentlichungen zu aktuelleren Untersuchungen gibt. In der mir zur Verfügung
stehenden Zeit war es jedoch nicht möglich, diesbezüglich im internationalen Umfeld
zu recherchieren. E-Mails an einige Experten (Ärzte, leitende Physiotherapeuten und
Pflegekräfte an Schwerpunktzentren) mit der Bitte um sachdienliche Hinweise auf
diesem Gebiet blieben in den meisten Fällen unbeantwortet oder waren wenig
ergiebig.

Es bleibt zu wünschen, dass künftige Studien eine größere Toleranz gegenüber den
Ausschlusskriterien zeigen und damit mehr Teilnehmer haben und zugleich im
Hinblick auf die Intervention auch kreativer angelegt sind. So könnte gegebenenfalls
eine neue, effektive Behandlungsstrategie unter Einbeziehung von Methoden der
Physikalischen Therapie gefunden werden, um das Umsichgreifen dieser schlimmen
Alterserkrankung einzudämmen.

7 Literaturverzeichnis

Demenz. Leitlinie Langfassung (2008). Stand: 2008. Düsseldorf: Omikron Publ. (DEGAM-Leitlinie, 12).

Statistisches Jahrbuch für die Bundesrepublik Deutschland 2012 (2012). 1., Auflage. Wiesbaden: Statistisches Bundesamt.

Bickel, H. (2000): Dementia syndrome and Alzheimer disease: an assessment of morbidity and annual incidence in Germany. In: *Gesundheitswesen* 62 (4), S. 211–218. DOI: 10.1055/s-2000-10858.

Bickel, H. (2001): Dementia in advanced age: estimating incidence and health care costs. In: *Z Gerontol Geriatr* 34 (2), S. 108–115.

Brown, A. K.; Liu-Ambrose, T.; Tate, R.; Lord, S. R. (2009): The effect of group-based exercise on cognitive performance and mood in seniors residing in intermediate care and self-care retirement facilities: a randomised controlled trial. In: *British Journal of Sports Medicine* 43 (8), S. 608–614. DOI: 10.1136/bjsm.2008.049882.

Bundesministerium für Familie Senioren Frauen und Jugend: Vierter Altenbericht zur Lage der älteren Generation in der Bundesrepublik Deutschland: Risiken, Lebensqualität und Versorgung Hochaltriger – unter besonderer Berücksichtigung demenzieller Erkrankungen. 2002.

Colcombe, Stanley J.; Erickson, Kirk I.; Scalf, Paige E.; Kim, Jenny S.; Prakash, Ruchika; McAuley, Edward et al. (2006): Aerobic exercise training increases brain volume in aging humans. In: *J Gerontol A Biol Sci Med Sci* 61 (11), S. 1166–1170.

Colcombe, Stanley J.; Kramer, Arthur F.; Erickson, Kirk I.; Scalf, Paige; McAuley, Edward; Cohen, Neal J. et al. (2004): Cardiovascular fitness, cortical plasticity, and aging. In: *Proc Natl Acad Sci U S A* 101 (9), S. 3316–3321. DOI: 10.1073/pnas.0400266101.

Cott, Cheryl A.; Dawson, Pamela; Sidani, Souraya; Wells, Donna (2002): The effects of a walking/talking program on communication, ambulation, and functional status in residents with Alzheimer disease. In: *Alzheimer Dis Assoc Disord* 16 (2), S. 81–87.

Diemer, Frank; Sutor, Volker (2011): Praxis der medizinische Trainingstherapie I. Lendenwirbelsäule, Sakroiliakalgelenk und untere Extremität. 2. Aufl. s.l: Georg Thieme

Verlag KG. Online verfügbar unter
http://ebooks.ciando.com/book/index.cfm/bok_id/503401.

Eggermont, L H P; Swaab, D. F.; Hol, E. M.; Scherder, E J A (2009): Walking the line: a
randomised trial on the effects of a short term walking programme on cognition in
dementia. In: *J Neurol Neurosurg Psychiatry* 80 (7), S. 802–804. DOI:
10.1136/jnnp.2008.158444.

Fabre, C.; Chamari, K.; Mucci, P.; Masse-Biron, J.; Prefaut, C. (2002): Improvement of
cognitive function by mental and/or individualized aerobic training in healthy elderly
subjects. In: *Int J Sports Med* 23 (6), S. 415–421. DOI: 10.1055/s-2002-33735.

Lautenschlager, Nicola T.; Cox, Kay L.; Flicker, Leon; Foster, Jonathan K.; van Bockxmeer,
Frank M; Xiao, Jianguo et al. (2008): Effect of physical activity on cognitive function in older
adults at risk for Alzheimer disease: a randomized trial. In: *JAMA* 300 (9), S. 1027–1037. DOI:
10.1001/jama.300.9.1027.

Pomeroy, V. M.; Warren, C. M.; Honeycombe, C.; Briggs, R. S.; Wilkinson, D. G.; Pickering, R.
M.; Steiner, A. (1999): Mobility and dementia: is physiotherapy treatment during respite
care effective? In: *Int J Geriatr Psychiatry* 14 (5), S. 389–397.

Scherfer, Erwin; Bossmann, Tanja; Herbert, Robert T. (2011): Forschung verstehen. Ein
Grundkurs in evidenzbasierter Praxis. 2., überarb. und erweiterte Aufl. München: Pflaume
(Pflaum Physiotherapie).

Schwenk, Michael; Lauenroth, Andreas; Oster, Peter; Hauer, Klaus (2010): Effektivität von
körperlichem Training zur Verbesserung motorischer Leistungen bei Patienten mit
demenzieller Erkrankung. In: Klaus-Michael Braumann und Niklas Stiller (Hg.):
Bewegungstherapie bei internistischen Erkrankungen. Berlin, Heidelberg: Springer Berlin
Heidelberg, S. 167–184.

van Uffelen, J G Z; Chinapaw, M J M; van Mechelen, W.; Hopman-Rock, M. (2008): Walking
or vitamin B for cognition in older adults with mild cognitive impairment? A randomised
controlled trial. In: *Br J Sports Med* 42 (5), S. 344–351. DOI: 10.1136/bjsm.2007.044735.

Verhagen, A. P.; de Vet, H C; de Bie, R A; Kessels, A. G.; Boers, M.; Bouter, L. M.; Knipschild,
P. G. (1998): The Delphi list: a criteria list for quality assessment of randomized clinical trials

for conducting systematic reviews developed by Delphi consensus. In: *J Clin Epidemiol* 51 (12), S. 1235–1241.

Williamson, Jeff D.; Espeland, Mark; Kritchevsky, Stephen B.; Newman, Anne B.; King, Abby C.; Pahor, Marco et al. (2009): Changes in cognitive function in a randomized trial of physical activity: results of the lifestyle interventions and independence for elders pilot study. In: *J Gerontol A Biol Sci Med Sci* 64 (6), S. 688–694. DOI: 10.1093/gerona/glp014.

8 Danksagung

Bedanken möchte ich mich hiermit bei allen, die zum Gelingen dieser Arbeit beigetragen haben.

Insbesondere gilt mein Dank Frau Kathrin Vogel sowie Herrn Prof. Dr. med. habil. Klaus Steinbrück für die fachliche Betreuung dieser Arbeit einschließlich mancher hilfreicher Anregungen.

Meiner Mutter, Frau Carmen Kretschmer, bin ich dankbar für das wohlwollende Verständnis sowie ihre stets großzügige Unterstützung und Förderung während der gesamten Studienzeit.